# DU TRAITEMENT

### DES

# FIÈVRES INTERMITTENTES

#### PAR LE MOYEN

## DU VIDE OU VENTOUSES

PAR

### Le Dʳ L.-F. GONDRET,

Docteur en Médecine de la Faculté de Paris, Fondateur de la Clinique médicale des affections
du Cerveau, des Yeux, etc., à l'Hôtel-Dieu de Paris,
pendant les années 1831, 1832 et 1833 ;

Médecin honoraire de la Société Philanthropique, Membre correspondant de la
Société de Médecine de Lyon, Membre correspondant de la Société
Impériale Médico-Chirurgicale de St-Pétersbourg, etc.

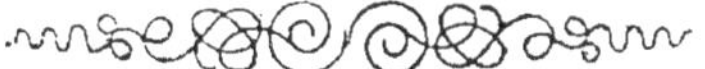

## PARIS

### CHEZ VICTOR MASSON, LIBRAIRE, RUE DE L'ÉCOLE DE MÉDECINE, I,

ET

CHEZ L'AUTEUR, RUE SAINT-HONORÉ, 345.

### 1850

# DU TRAITEMENT

## DES

# FIÈVRES INTERMITTENTES

### PAR LE MOYEN

## DU VIDE OU VENTOUSES

PAR

## Le Dr L.-F. GONDRET,

Docteur en Médecine de la Faculté de Paris, Fondateur de la clinique médicale des affections
du cerveau, des yeux, etc. à l'Hôtel-Dieu de Paris, pendant les
années 1831, 1832 et 1833;

Médecin honoraire de la Société philanthropique, membre correspondant de la
Société de médecine de Lyon, Membre correspondant de la Société
impériale médico-chirurgicale de St-Pétersbourg, etc.



## PARIS,

CHEZ VICTOR MASSON, LIBRAIRE, RUE DE L'ÉCOLE DE MÉDECINE, 1,
ET CHEZ L'AUTEUR, RUE SAINT-HONORÉ, 345.

## 1850.

6516 —Imp. MAULDE et RENOU, rue Bailleul, 9-11.

# PRÉFACE.

Dans le cours de mes études médicales, il y a un demi-siècle, les maîtres conseillaient à leurs élèves la lecture d'Hippocrate. Ce conseil est fondé sur l'excellence de nombreux préceptes, qui révèlent l'esprit d'observation de ce grand homme, et que l'on rencontre principalement dans le Traité des airs, des eaux et des lieux, dans les Aphorismes, etc. Ces derniers renferment quelques sentences précieuses pour la pratique. Celles qui ont pour objet l'usage de la ventouse, firent une impression d'autant plus vive sur mon esprit, que, dans tout le cours de mes études, jamais je n'en avais entendu parler : Γυναιξι τα καθαμηνια ην βουλη επισχειν σικυην ως μεγιστην, προς τους τιτθους προσβαλλε. « Si vous voulez arrêter les règles, posez de grandes ventouses aux mamelles. » Je trouvai chez les marchands des ventouses de petites dimensions, toutes couvertes de poussière. On s'en était servi, mais l'usage en était interrompu. Je fis la proposition de ce remède aux malades ; à l'idée de la flamme, tous refusèrent.

J'allai chez l'ingénieur-opticien Dumotiez-Pixii pour lui demander une pompe aspirante ; je trouvai chez lui une petite pompe à laquelle s'adaptait, *ad libitum*, deux petites cloches disposées pour être placées autour du mamelon. Un accoucheur les louait de temps en temps pour les femmes en couche. Je lui en demandai une de dimensions plus étendues et accompagnée d'un robinet, avec soupape pour admettre ou fermer le passage de l'air.

Je fis faire des cloches à tubulure chez M. Acloque, fabricant de cristaux. Je leur donnai des formes très variées, à petites dimensions, pour pouvoir les appliquer aux tempes, derrière les oreilles, à moyennes et à grandes dimensions pour le tronc et les membres. Je fis donner au corps sphéroïdal de la cloche une surface beaucoup plus grande que l'ouverture destinée à s'adapter à la peau, afin d'augmenter la pression atmosphérique, dont l'action croît avec la surface en raison du carré, tandis que la capacité de la sphère croît en raison du cube. Par ce moyen j'ai constamment obtenu une pression beaucoup plus considérable que celle qui serait bornée aux dimensions restreintes de l'ouverture de la cloche.

A l'aide de ces procédés, je ne tardai pas à triompher beaucoup plus facilement qu'avec les autres modes d'émission sanguine, de la pléthore, de l'inflammation, de l'hémorrhagie et du rhumatisme.

Le fait qui, le plus, frappa mon attention se rencontra chez une femme qui se mourait d'un ulcère de la matrice, accompagné d'une perte. Boyer, mon maître, avait dit au mari qu'il devait s'attendre d'un moment à l'autre à perdre sa femme. Je mis de grandes ventouses aux mamelles, selon le conseil d'Hippocrate. Au bout de trois quarts d'heure, chaque cloche renfermait environ deux onces d'un lait épais, jaune et crémeux. (Plusieurs années s'étaient écoulées depuis que la malade avait alaité un enfant.) La perte s'arrêta. Je fis de petites vésications à la région du sacrum, avec la pommade ammoniacale, et, par ces deux moyens combinés, la malade finit par guérir et n'a pas cessé de se bien porter depuis quarante ans.

Les observations de ce genre, si neuves pour moi, me firent plus particulièrement remonter à la cause principale du phénomène thérapeutique, — à la loi de Galilée.

De la généralité de la pression sur le corps humain, je dus conclure que la ventouse, placée au dos, aurait le même effet que celle placée sur les seins; c'est ce que j'ai constamment réalisé.

De ces faits, j'avais conclu que ces lésions dérivaient de la même source et n'étaient que des degrés différents de la même maladie, je tirai l'induction que les ventouses aux cuisses devaient avoir la propriété de favoriser l'émission menstruelle, celle des hémorrhoïdes. J'en ai recueilli des effets généralement salutaires.

J'avais donc obtenu, du vide, des résultats favorables contre la pléthore, l'hémorrhagie, le rhumatisme, l'inflammation. M. le docteur Samuel Dickson, de Londres, par une étude approfondie de l'homme sain et de l'homme malade, dans des climats très différents, est parvenu à élever la généralisation à un plus haut degré. Dans son ouvrage intitulé : le *Chrono-Therma-lisme* (la traduction française se trouve chez Amyot, libraire, rue de la Paix), et en s'appuyant sur les connaissances modernes, il donne un grand développement au texte d'Hippocrate, *toutes les maladies ont le même mode*. Rien de plus instructif et de plus attrayant que la lecture de cet ouvrage, où chaque page démontre l'amour le plus ardent de la vérité, et le courage indomptable avec lequel l'auteur combat les préjugés régnants (1).

En poursuivant la même carrière d'idées et de pratique, je ne tardai pas à recueillir de nouveaux et d'encore plus importants résultats. En 1821, se présenta à mon observation un jeune malade affecté d'une fièvre intermittente quotidienne, d'un caractère grave. Témoin du troisième accès, pendant la période de chaleur, avec douleur, pesanteur de tête, coma vigil, face gonflée, très rouge, etc., je vis dans ces symptômes une pléthore cérébrale intense, coïncidant avec une fièvre intermittente quotidienne, et, d'après mon expérience contre la pléthore, je plaçai à la nuque une ventouse scarifiée. A mon grand étonnement, cette médication mit fin, au bout d'une demi-heure, à tous les symptômes locaux et généraux. Le lendemain, je m'attendais à être témoin d'un quatrième accès. Il n'en fut rien. Voilà l'origine du traitement des fièvres intermittentes par le vide; de plus, le remède ayant la propriété d'atténuer le frisson, si violent qu'il soit, pourvu qu'on le combatte aussitôt qu'il débute, on a, dans ce secours, un moyen certain de restreindre toutes les fièvres qui ont un frisson initial, et par conséquent les fièvres dites typhoïdes, fièvre jaune, pernicieuse, etc.—C'est une importante carrière ouverte par ce mode thérapeutique.

Quant à la guérison des fièvres intermittentes par le vide, mes convictions ont été complètes depuis deux voyages que j'ai faits en Sologne. Toutes ces affections ont cédé à la médication, non seulement dans mes mains, mais aussi dans celles des personnes, médecins ou non, que j'avais initiées au procédé.

Le rapport de MM. Bricheteau et Bouillaud ne m'a rien appris,

(1) Des faits au nombre de cinquante-quatre servirent de base au Mémoire que j'ai lu à l'Institut de France, le 18 mai 1818, et qui fut suivi d'un rapport de Hallé.

mais il a levé un grand obstacle à la propagation de la méthode, un ministre ne pouvant accepter un travail nouveau, ni le mettre à l'épreuve sans le suffrage de l'Académie; aussi ne puis-je assez répéter combien je suis redevable de leurs efforts à ces honorables médecins. L'indication veut que les ventouses soient placées avec intensité et durant un certain espace de la durée, au commencement de l'accès ou même un peu auparavant si cela se peut. Or, cela est-il possible dans un hôpital, composé de beaucoup de salles, et où il n'y a qu'un seul ventouseur, qui a d'ailleurs d'autres devoirs à remplir ? C'est en général un in‑firmier, homme ignorant, qui ne peut être disponible à tout moment du jour et de la nuit.

Dans le service de M. le professeur Bouillaud, il y avait une jeune fille qui avait une fièvre tierce et le choléra asiatique.

Deux fois on avait mis sans succès les ventouses sèches le long du trajet de la colonne vertébrale ; sur ce résultat né‑gatif, M. Bouillaud annonça à ses élèves qu'il allait ordonner le sulfate de kinine. Ce professeur m'avait invité à surveiller cette malade ; or, j'avais remarqué que les ventouses avaient été placées de manière à ce qu'elles étaient *vacillantes, n'ad‑hérant* presque pas à la peau, et par conséquent sans réalisa‑tion de la dérivation convenable. Sur l'autorisation que j'avais reçue de ce professeur, et pour remplir deux indications qui étaient simultanées avec les trois stades de la fièvre, 1° des douleurs de tête, avec chaleur, pesanteur, vertiges ; 2° de la gêne de la respiration, je plaçai une ventouse scarifiée à la nuque et une seconde ventouse scarifiée au dos, ce qui mit fin aux divers symptômes de la fièvre. Je fis part de ces effets à M. Bouillaud qui m'invita à lui écrire une lettre, relatant le fait pour qu'il la lût au commencement de sa leçon suivante. Je lui envoyai l'histoire de la malade, et il en fit part à ses élèves.

Il y avait dans le même service un jeune professeur de lan‑gues qui avait une fièvre tierce fort intense. Comme cette fièvre commençait la nuit, il était impossible de lui faire mettre des ventouses, au moment précis de l'invasion. Je donnai quelques ventouses à ce malade, je lui montrai la manière de les appliquer et lui recommandai de se les placer aux cuisses aussitôt qu'il sentirait le frisson. Ce malade s'est guéri lui-même en peu de jours.

On peut juger par ces deux faits de la nécessité de faire un vide autant exact que possible et pendant la durée convenable.

Le rapport a été admirablement soutenu par M. Bricheteau, président de l'académie; mais il y a eu un incident qui m'a beaucoup attristé.

Un vénérable médecin, qui a rendu de grands services à la science en combattant les systèmes qui détournent les hommes de l'esprit d'observation, M. le docteur Castel, a reproduit l'opinion erronée qui est malheureusement très accréditée dans l'Ecole et dans l'Académie de médecine; savoir, que les sciences physiques sont accessoires à l'homme. En conséquence de ce préjugé il a objecté, contre les effets des ventouses dans les fièvres intermittentes, que la pression atmosphérique étant accessoire à l'homme, on ne devait pas compter sur un succès durable de la médication. En cela il n'a fait que confirmer l'opinion émise peu de temps auparavant par M. le docteur Poiseulle. Or, cette proposition a été écoutée sans réplique comme si elle avait le caractère de la vérité. Toutefois, ce silence est dû à l'absence de quelques-uns des savants académiciens qui sont loin de partager ce préjugé, et entre autres de M. le docteur Mège qui s'est fait remarquer, dans le temps, par sa lutte contre le système dit physiologique.

J'avais réfuté cette opinion et d'autres erreurs qui en étaient la conséquence dans mon exposition critique du rapport fait à l'Académie par MM. Adelon, Orfila, Pariset, Ségalas et Andral fils sur les belles expériences de M. le docteur D. Barry, concernant l'absorption externe. Ma réfutation date de 1825 et jusqu'à présent la qualité essentielle a été constamment refusée à la pression atmosphérique. De cette erreur, ainsi perpétuée par ce corps savant, il résulte que le corps humain est considéré comme son principe, comme possédant lui-même la cause des fonctions diverses qui lui sont dévolues; ce qui est tout-à-fait impossible. Le corps humain a été organisé selon les conditions physiques du globe que nous habitons; s'il appartenait à une autre planète, le Créateur l'eût formé pour la nature du milieu dans lequel il l'eût placé. Sur le globe terrestre il reçoit la vie de l'air atmosphérique ; voici le tableau des phénomènes qui justifient cette proposition. J'invoque à ce sujet l'autorité des faits suivants rapportés par John Bell.

Lorsque l'enfant vient de naître, tant qu'il ne respire, ni ne crie, on sent les battements dans le cordon et le placenta ; mais dès que l'enfant respire et crie, les battements cessent dans le cordon et le placenta. Si l'enfant respire et ne crie pas et qu'on lie le cordon, l'enfant est obligé de faire une grande inspiration, et si une personne imprudente lie le cordon avant que l'enfant ait respiré et crié, souvent l'enfant est perdu, parce qu'on a suspendu la circulation du cordon avant que celle du poumon soit établie.

Ces phénomènes sont encore remarquables en ce que : 1o le sang veineux qui arrive du cœur droit dans le poumon ne retourne pas à cet organe dont il tire son origine; 2° qu'il ne suit pas non plus la portion d'air qui sort des poumons comme serait l'acte d'une pompe aspirante ; 3° mais qu'il prend une direction nouvelle, celle des veines pulmonaires qui le transmettent au cœur gauche par lequel, sous le titre de sang artériel, il est envoyé à tous les organes. N'est-il pas évident aussi que la pression atmosphérique est la cause qui porte le sang, tantôt vers le placenta tantôt vers le poumon, jusqu'à ce que la fonction de celui-ci soit régulièrement établie. Jusqu'ici on a attribué la circulation exclusivement au cœur ; or, cet organe n'est qu'un réservoir, un agent de transmission qui a une relation tout-à-fait dépendante avec le poumon. L'homme n'est donc complet qu'avec l'air atmosphérique, et soutenir que cette condition essentielle est purement accessoire est l'équivalent de dire que l'eau est accessoire au poisson, que la pente est accessoire au cours du liquide, que la vapeur est accessoire à la locomotive ou au vaisseau, que le fluide électrique l'est au fil conducteur : propositions toutes insoutenables aujourd'hui.

Ainsi, d'un côté, préjugé et un remède empirique ; de l'autre, un principe physiologique rationnel et un secours logique, à la main, efficace et soudain contre la plupart des maladies.

# FIÈVRES INTERMITTENTES.

Les fièvres intermittentes présentent trois périodes distinctes : le frisson, la chaleur et la sueur, ayant une durée et une intensité plus ou moins développées. Ces trois périodes s'accompagnent souvent de symptômes divers qui dénoncent la lésion des différents organes du corps.

Jusqu'à présent on n'avait pu apprécier, avec une exactitude suffisante, leur siége et leur nature. Toutefois, certaines dénominations, admises par les auteurs, semblaient mettre sur la voie qui devait les faire reconnaître ; savoir : les fièvres dites algides, dites soporeuses, pernicieuses, etc. On a rapporté aussi leur origine à certaines actions mécaniques, telles que la présence d'une sonde dans la vessie, ou à certains engorgements, à ceux de la rate par exemple, selon M. le professeur Piorry.

Il était réservé à l'observation des effets du vide, de donner l'occasion de constater, à la fois, le siége et le genre d'altération morbide de certaines fièvres intermittentes. L'exposé des faits suivants mettra le lecteur à même de juger du fondement de ces opinions.

## PREMIÈRE OBSERVATION.

**Fièvre intermittente quotidienne, par congestion cérébrale sanguine.**

M. Alphonse Buchère, âgé de seize ans, éprouvait depuis plusieurs mois tous les phénomènes d'un développement rapide.

Le 20 novembre 1821, à neuf heures du soir, il eut, pendant

une demi-heure, un violent frisson qui fut accompagné d'un grand mal de tête, de coma-vigil, et suivi de loquacité, de chaleur et de sueur.

Le 21 novembre, au matin, état naturel en apparence ; à huit heures du soir, accès semblable à celui de la veille. Averti dès le matin, le 22, je trouvai M. Buchère mangeant un potage avec peu d'appétit. Je le mis à la diète et à l'usage d'une infusion de petite centaurée, me proposant d'observer l'accès du soir. Il commença vers six heures et ce fut à dix que je vis le malade.

Face très rouge et gonflée ; céphalalgie générale, plus intense à la bosse frontale droite, coma-vigil complet, pesanteur de tête si prononcée que le malade a de la peine à soulever cette partie ; pouls accéléré, plein et dur. Je pose à la nuque une ventouse scarifiée dans le but de dissiper la pléthore de la tête, et tire environ une demi-once de sang. Au bout d'un quart-d'heure, tous les symptômes généraux et locaux étaient effacés. M. Buchère s'endormit paisiblement et se trouva le lendemain dans le même état de santé qu'avant l'invasion de la fièvre.

## DEUXIÈME OBSERVATION.

**Fièvre tierce, par pléthore du cœur.**

(*1821.*) M. le général Péridon, âgé de 56 ans, et d'une bonne constitution qui avait résisté aux fatigues de la guerre, éprouvait, depuis deux mois, les symptômes d'une fièvre tierce. Il avait inutilement fait usage des amers et d'une assez grande quantité de sulfate de quinine. La fièvre persistait et de plus l'embonpoint et les forces avaient beaucoup diminué. Lorsqu'il me consulta, j'auscultai le thorax et je crus reconnaître un excès de force et un peu d'irrégularité dans les mouvements du cœur, sans isochronéité avec les pulsations de la radiale. Comme à ces symptômes se joignait un sommeil interrompu par des palpitations, je pensai qu'il existait, sinon un anévrysme du cœur, du moins une congestion sanguine fixée sur cet organe. Ayant placé sous l'omoplate gauche une ventouse par laquelle je fis sortir trois ou quatre onces de sang, je produisis un calme subit dans la circulation et un bien-être que le général n'avait pas éprouvé depuis deux mois. Je conseillai l'usage fréquent de larges ventouses sèches. A ces moyens j'ajoutai la prescription d'un régime délayant et d'une nourriture légère. La fièvre ne revint plus, les palpitations cessèrent et les forces ne tardèrent pas à se relever. Les bains de mer rétablirent complètement la santé.

## TROISIÈME OBSERVATION.

### Fièvre par congestion intense du cœur.

(*1849.*) Madame ***, habitant le Mage, département de l'Orne, éprouvait une forte fièvre avec des palpitations si violentes que le médecin croyait prochaine la fin de la malade.

On demanda au médecin la permission de placer des ventouses sèches le long de la colonne vertébrale. Il y consentit, en déclarant que la perte de la malade était certaine. Les ventouses sont placées de manière à ce qu'elles adhèrent fortement à la peau pendant 30 à 40 minutes. La malade est soulagée.

Le lendemain matin on la trouva dans son jardin, tandis que la veille il fallait la soutenir sur son séant. On fit encore trois applications du vide, après lesquelles la malade se trouva en parfaite santé.

Cette observation et plusieurs autres exemples de fièvres intermittentes guéries par la ventouse ont mis ce remède en grand crédit auprès des médecins du pays.

## QUATRIÈME OBSERVATION.

### Fièvre intermittente quotidienne, accompagnée d'un catarrhe chronique des bronches.

M. le général baron de Prechamps, âgé de 70 ans, conserve la vue depuis le traitement que je lui ai fait, il y a 10 ans, de deux cataractes anciennes compliquées d'amaurose.

(*Décembre 1847.*) Depuis trois mois le général a une fièvre intermittente quotidienne qui est accompagnée d'un catarrhe bronchique d'une grande intensité, la toux est très fatigante et donne des élancements dans la poitrine et la tête ; l'expectoration est très abondante. Le général éprouve souvent ce catarrhe depuis 1815, époque à laquelle il fut exilé comme aide-de-champ du maréchal Ney. S'étant retiré à Varsovie il y contracta une toux qui fut souvent comparée à celle d'une coqueluche intense. Je place une ventouse scarifiée à la nuque qui dissipe le mal de tête. Au moment du frisson des ventouses sèches sont appliquées de chaque côté de la colonne vertébrale pendant près de trois quarts d'heure. La fièvre ne reparut pas. Toutefois je fis réappliquer les ventouses au dos contre le catarrhe ; je plaçai une ventouse scarifiée au dos, derrière le cœur ; plus tard à la même place j'appliquai un petit moxa japonais ; tous les symptômes s'évanouirent dans l'espace de quelques jours.

## CINQUIÈME OBSERVATION.

### Cécité; Fièvre double-tierce.

La femme Emery, âgée de 30 ans, ayant un emploi à l'hospice des Cliniques, est devenue aveugle et m'est adressée par le directeur de cet hospice.

Les deux yeux sont le siége d'une inflammation chronique de la conjonctive, de la cornée, de l'iris ; des taies sont éparses sur les cornées ; les pupilles sont étroites, immobiles et irrégulières.

Dans l'œil gauche la vue est nulle depuis plusieurs mois.

L'œil droit aperçoit confusément les corps à une petite distance, mais ne permet pas à la malade de se conduire.

La femme Emery éprouve habituellement 1° des symptômes cérébraux, tels que pesanteur, chaleurs, étourdissements, somnolence ;

2° De fréquents frissons dans le dos avec douleur, chaleur dans la poitrine, toux fréquente, avec une expectoration muqueuse teinte de sang vermeil ;

Beaucoup d'oppression ; — De deux jours l'un les symptômes sont plus violents.

Le traitement sincipital a mis la femme Emery en état de se conduire au bout d'un mois

La ventouse scarifiée à la nuque a triomphé des symptômes cérébraux.

Une ventouse scarifiée et beaucoup de ventouses sèches ont promptement mis fin à une espèce de fièvre double-tierce, aux douleurs de poitrine et à l'expectoration sanguinolente dont la malade était atteinte depuis plusieurs mois.

La femme Emery a repris son service à l'hospice des Cliniques ; elle peut se conduire, lire et coudre.

## SIXIÈME OBSERVATION.

### Fièvre intermittente quotidienne avec bronchite.

M. Ancelle, âgé de 40 ans, grand, fort et bien constitué, s'est exposé depuis trois ans à plusieurs atteintes de refroidissement en allant à la pêche.

(*Septembre 1844.*) Après avoir reçu une pluie d'orage il fut pris de toux, point de côté, oppression, douleur au larynx, douleur de tête insupportable pendant les quintes de toux, expectoration puriforme abondante ; chaque jour frisson de deux heures, chaleur durant trois à quatre heures, sueur abondante. — Cette fièvre est quotidienne ; sa toux empêchait ses voisins de dormir. Ils me prient de le voir.

(*31 décembre.*) Accès complet à cinq heures du matin.

Face très rouge, mal de tête violent, particulièrement douloureux aux tempes.

(*A 4 heures de l'après midi.*) Ventouse scarifiée à la nuque, soixante grammes de sang.

(*1er janvier 1845.*) Fièvre légère, sans frisson, ventouse sèche au dos et aux reins pendant une demi-heure.

(*6 janvier.*) Céphalalgie, ventouse scarifiée, soixante grammes de sang. — Sa toux, l'oppression et l'expectoration ont sensiblement diminué, les voisins peuvent dormir.

(*7 janvier 1845.*) Frisson léger suivi d'un peu de chaleur et d'une sueur abondante, ventouses sèches au dos et aux hanches, moxa japonnais au dos entre la partie moyenne de l'omoplate gauche et l'épine dorsale.

(*Le 8.*) Nuit tranquille, transpiration sans peine.

(*Le 9.*) Plus de fièvre ni de toux.

# SEPTIÈME OBSERVATION.

### Fièvre intermittente quotidienne, avec lésion des bronches et du poumon.

Mademoiselle Adeline, âgée de 30 ans, giletière, a une suppression de règles depuis 4 à 5 mois.

Cet état est accompagné d'une toux opiniâtre avec une expectoration abondante muqueuse, des douleurs dans la poitrine.

Depuis trois mois elle a une fièvre intermittente quotidienne. Elle prend une boisson adoucissante. Du reste elle ne fait rien contre sa maladie et depuis plus de deux mois elle refuse de suivre le conseil que j'ai donné d'appliquer des ventouses sèches au dos et aux cuisses.

(*Enfin le 3 novembre 1848.*) Le frisson étant plus fort que de coutume, elle consent à ce qu'on lui pose des ventouses sèches aux cuisses pendant 30 minutes. — Il n'est revenu ni frisson ni chaleur.

(*7 novembre.*) Elle n'a plus de fièvre intermitttente, mais elle souffre beaucoup de la poitrine, je la soulage avec une ventouse légèrement scarifiée au dos.


# HUITIÈME OBSERVATION.

### Fièvre quotidienne, avec douleurs névralgiques dans les membres.

Madame Prevost, ouvrière en pantalon.

(*5 novembre 1848.*) Elle éprouve depuis huit jours un frisson d'une demi-heure, suivi de chaleur toute la nuit avec de très vives douleurs dans les membres.

N'ayant auprès d'elle personne pour lui mettre la ventouse le long de la colonne vertébrale, elle s'applique elle-même une ventouse sèche sur la partie interne de l'avant-bras gauche ; le remède ne tarda pas à mettre fin au frisson et à la fièvre.

## NEUVIÈME OBSERVATION.

### Fièvre-tierce.

M. Lamare, âgé de 17 ans, a contracté une fièvre-tierce (depuis trois mois), dans les marais qui avoisinent le Havre.

(*30 juin 1847.*) Pour le présent il habite Saint-Mandé. Je suis consulté pour son état. Je conseille l'application de ventouses sèches au dos au moment du frisson; cette épreuve réussit complètement.

Ce malade conservait depuis quelque temps un point de côté avec oppression, etc. ; ces symptômes ont cédé à des ventouses sèches placées sur le point douloureux.

## DIXIÈME OBSERVATION.

### Fièvre-tierce.

M. J.-B. Beraud, rédacteur du *Propagateur de l'Aube.*

(*Juillet 1842.*) Il éprouve depuis un mois les atteintes d'une fièvre-tierce d'une grande intensité, frisson de cinq à six heures avec tremblement universel : Il se fait mettre plusieurs couvertures sur son lit ; à ce frisson succède une chaleur ardente qui dure plusieurs heures et qui se termine par des sueurs abondantes, il mouille plusieurs chemises. C'est en vain que pendant plus d'un mois il prend du sulfate de quinine; ce remède ne diminue en rien l'intensité de la fièvre, et son usage est accompagné de vives douleurs dans l'hypochondre gauche et dans les lombes. Enfin il se rappelle posséder mon traité de la dérivation ; il le consulte; il abandonne le sulfate de quinine, il prie sa femme de lui appliquer à la partie supérieure du dos, en guise de ventouse, un large verre à boire et trois verres semblables sur les lombes. Au bout de vingt minutes le frisson et le tremblement avaient cessé ; ni chaleur, ni sueur. Le lendemain n'était pas le jour de l'accès, un léger frisson se fait sentir, il est aussitôt supprimé par la ventouse ; le jour suivant aussi de l'accès, M. Beraud s'aperçoit que ses doigts pâlissent, une ventouse fait disparaître ce symptôme ; par précaution il fait placer des ventouses sèches au moment où le frisson s'était fait sentir ; le frisson ni la fièvre ne se présentèrent plus.

## ONZIÈME OBSERVATION.

**Fièvre-tierce rebelle au sulfate de quinine.**

M. des Coudrées, âgé de 75 ans, m'est adressé par madame la duchesse de Praslin, sa parente.

Il a dans les deux yeux des cataractes cristallines qui n'ont pas encore acquis un grand développement, la vision est plus faible que ne comporte l'état des cristallins ; les pupilles sont un peu étroites et peu mobiles ; céphalalgie habituelle.

Dans l'espace de six semaines les cataractes ont sensiblement diminué sous l'empire du traitement sincipital ; les pupilles ont acquis de la mobilité ; la vision est meilleure, la tête est devenue libre ; la tête est dégagée des symptômes de douleur et de pesanteur.

Je prescris à M. des Coudrées un traitement à continuer chez lui, au château du Chêne, près Salbris (Sologne). Comme il habite un pays marécageux très célèbre par ses fièvres intermittentes, je le prie de vouloir bien mettre au nombre des soins qu'il a la bonté de donner aux paysans l'usage de la ventouse dont je lui avais fait connaître la pratique et dont il s'était bien trouvé. Deux ou trois mois après M. des Coudrées se présente chez moi et me dit : « Je viens exprès vous donner des nouvelles de l'effet des ventouses.

« La femme Aupert, de Salbris, avait la fièvre-tierce depuis plusieurs mois. En vain lui avait-on prescrit à Orléans, puis à Romorantin, les doses de sulfate de quinine usitées en pareil cas, son état empirait ; elle était pâle et jaune, sans force et découragée.

« J'ai enseigné au mari votre procédé des ventouses ; les ayant appliquées deux fois au moment du frisson, la fièvre n'a pas eu lieu. J'ai vu depuis cette femme dans un état de santé parfaite et fort heureuse que j'eusse communiqué à son mari le procédé qui a la propriété de guérir la fièvre. »

## DOUZIÈME OBSERVATION.

**Fièvre-tierce ancienne et compliquée de différents symptômes.**

Le nommé Grénet, rentier, âgé de 35 ans, d'une constitution assez forte, n'ayant jamais été malade, d'un tempérament lympha-

tico-sanguin, était en proie, depuis une année, à de violents accès
de fièvre intermittente avec remittence, il y avait en outre céphalalgie très intense, perte d'appétit, douleurs et atonie de l'estomac,
dysurie et urines peu abondantes.

Pendant une année, son médecin le soumit à l'usage du quinquina et d'autres médicaments généralement employés en pareil
cas ; mais sans succès notable. Le malade, que je rencontrai un
jour par hasard, me parla de sa situation, me dit qu'il avait dépensé 200 fr. pour guérir sa fièvre, et qu'elle le tenait avec une
tenacité des plus rebelles. Voyant son moral très affecté, je lui
dis qu'il ne fallait point désespérer, que je pourrais peut-être le
guérir.

L'embarras gastrique fut dissipé par le sulfate de magnésie et
des pilules de Vichy ; le cours des urines fut rétabli par la tisane
de pariétaire avec addition de deux grammes de nitrate de potasse
pour un litre. Contre la fièvre je prescrivis le sulfate de quinine
à haute dose.

Il est à remarquer que les accidents cérébraux qui s'étaient
manifestés avec assez d'intensité furent complètement dissipés par
deux ventouses scarifiées que j'appliquai à la nuque.

Le sulfate de quinine rendit les accès beaucoup moins violents
pendant quelque temps, mais ils apparaissaient toujours, et peu
à peu leur première intensité revint.

Un de mes amis que je consultai à ce sujet, me conseilla de
mettre en œuvre la méthode de M. le docteur Gondret, qui consiste dans l'application de ventouses sèches, sur les côtés de la
colonne vertébrale, pendant la période de frisson.

J'ordonnai au malade de s'en faire appliquer douze à l'apparition du premier accès, de garder la diète autant que possible, et
de prendre pour boisson une infusion de petite centaurée, lui prescrivant de recommencer le même mode de traitement si les accès
reparaissaient.

Cette médication appliquée deux fois seulement a suffi pour faire
disparaître cette fièvre qui avait résisté pendant une année au
quinquina, ce fébrifuge par excellence.

J'ai revu le malade plusieurs fois depuis, il m'a confessé se porter à merveille et n'avoir plus éprouvé aucun accès.

## TREIZIÈME OBSERVATION

**Fièvre intermittente quotidienne.**

La nommée Louise Poitiers, âgée de 45 ans, femme de ménage, maigre, chétive, d'un tempérament lymphatique, est venue me trouver le 10 décembre ; voici ce qu'elle m'a raconté : Depuis six semaines au moins, elle éprouvait tous les jours, vers huit heures du matin, un violent frisson bientôt suivi de chaleur, sans phénomènes appréciables du côté du cerveau. Chaque accès durait environ vingt minutes, puis disparaissait pour ne revenir que le lendemain à la même heure. Elle éprouvait de temps en temps des envies de vomir, des douleurs dans les lombes et dans les membres inférieurs, et se trouvait dans un état d'abattement complet. Le médecin qu'elle alla consulter lui prescrivit le sulfate de quinine, mais la malade n'en fit pas usage parce qu'elle trouva qu'il coûtait trop cher ; elle resta donc environ six semaines, en proie à une fièvre intermittente quotidienne, sans se soumettre à aucun traitement qui pût l'en délivrer.

Le 11 décembre, quand elle vint me voir, je lui appliquai, pendant la période de frisson, cinq ventouses sèches, de chaque côté de la colonne vertébrale, dans la région dorsale ; je prescrivis la diète et une infusion de petite centaurée, me promettant de revenir le lendemain pour observer l'accès suivant, s'il devait apparaître.

Le 12, il apparut en effet, j'appliquai aussitôt le même nombre de ventouses sèches et l'accès disparut sur le champ sans avoir de suites.

Je revis la malade les jours suivants jusqu'aujourd'hui, 26 décembre, elle m'a avoué n'avoir plus éprouvé d'accès ; elle est, en outre, entièrement délivrée des nausées, des douleurs des lombes et des membres abdominaux ; et ce succès est dû simplement à une double application de ventouses sèches pendant la période de frisson.

## QUATORZIÈME OBSERVATION.

*Communiquée par M. le docteur Hentiaux, de Paris.*

**Fièvre-tierce rebelle au sulfate de Quinine.**

Le nommé Perel (Adolphe-Pierre), âgé de 63 ans, bourrelier, d'un tempérament lymphatique et débile, m'a consulté le 20 novembre 1848 ; depuis trois mois il souffre beaucoup d'une fièvre intermittente tierce. Un médecin lui a fait prendre beaucoup de doses de sulfate de quinine sans que sa fièvre ait été le moins du monde modifiée ; ne pouvant suffire aux frais de sa maladie, il en parle à des personnes que j'avais traitées et guéries par la méthode du docteur Gondret.

(*21 novembre*). A dix heures du matin, un violent frisson existe depuis une demi-heure. Je place six ventouses sèches de chaque côté de la colonne vertébrale....., le frisson ne tarde pas à s'évanouir sans chaleur ni sueur.

(*Le 23*). Un frisson moins violent se présente ; je place les ventouses qui l'effacent en moins d'un quart-d'heure.

(*16 décembre*). La fièvre n'est point revenue.


## QUINZIÈME OBSERVATION.

### Fièvre-tierce ancienne.

Mademoiselle Jeannison Véron, âgée de 68 ans, demeurant au Maye (pays marécageux), canton de Longni, arrondissement de Mortagne, département de l'Orne, éprouve chaque année des fièvres intermittentes qui la retiennent au lit pendant plusieurs mois.

*En 1849, juillet*. Elle a la fièvre-tierce depuis le mois d'avril. frisson, chaleur, sueur, délire ; l'accès dure vingt-quatre heures.

(*5 juillet*). Mademoiselle C*** place, au moment du frisson, quinze petites ventouses le long de la colonne vertébrale. L'accès s'arrête en trois heures.

(*Le 7*). L'accès ne commence qu'à dix heures, faible, sans délire. Les ventouses sont placées, l'accès se termine à deux heures.

(*Le 9*). Léger frisson à midi. Le vide met immédiatement fin à la fièvre. La malade se porte parfaitement depuis ce traitement.


## SEIZIÈME OBSERVATION.

### Fièvre continue avec pléthore du cœur.

Madame Aubry (au Mage), âgée de 70 ans, atteinte d'une maladie du cœur et du foie depuis longues années, se trouva au mois de septembre dernier dans un état d'oppression et d'étouffement qui l'obligeait de garder le lit. Le médecin appelé auprès d'elle, après plusieurs visites, déclare que sa mort est prochaine, et il engage sa fille, qui devait s'absenter, à lui faire ses adieux. Un prêtre appelé pour administrer cette malade la trouve aussi très mal, et invite mademoiselle *** à lui poser des ventouses. On demande la permission au médecin qui répond : On peut faire ce qu'on voudra, elle va mourir. Quinze ventouses sont posées sur le côté gauche de la colonne vertébrale. Le lendemain la même personne revint et fut très étonnée de trouver la malade dans son jardin à huit heures du matin, elle, qui la veille, avait une fièvre ardente et ne pouvait même se tenir sur son séant. Les ventouses sont posées trois jours de suite, le mieux persiste ; la malade avait recouvré ses forces et se portait bien.

(*Décembre 1849*). La malade jouit d'une bonne santé.

Les ventouses sèches ont eu le même succès sur plusieurs autres malades, au Mage et aux environs ; d'où il résulte que ces effets ont accrédité le remède auprès des médecins et des habitants de cette localité.

## DIX-SEPTIÈME OBSERVATION.

### Premier accès de fièvre, avec inflammation du bas-ventre.

M. P***, âgé de 35 ans, est pris d'un violent frisson qui est bientôt suivi de chaleur et, de douleurs excessivement aiguës dans les régions inférieures du ventre avec tension, chaleur vive de l'abdomen ; des ventouses scarifiées sont placées sur les régions iliaques. Le malade est soulagé, on applique sur les piqûres une couche de pommade ammoniacale. L'action de ce topique neutralise les douleurs du ventre et rétablit entièrement la santé.

## DIX-HUITIÈME OBSERVATION.

### Fièvre intermittente. — Névralgie.

M. le marquis de Broc avait reçu mes soins pour une affection oculaire qui participait à un faible degré de l'amaurose et de la cataracte. Après deux mois de traitement, sa vue avait acquis de la force ; mais les mêmes remèdes devant être continués à sa terre, du département de la Sarthe, il me pria de montrer ma méthode à son médecin, M. Pressoir, exerçant à Foulletourte. Quand il me quitta, je priai ce confrère d'appliquer cette méthode contre les fièvres intermittentes et contre les douleurs rhumatismales, névralgiques.

Je dois à son obligeance les deux faits suivants :

### Fièvre intermittente tierce.

*Communiquée par M. le docteur Pressoir, de Foulletourte (Sarthe).*

Un journalier d'une bonne constitution, mais détériorée par la mauvaise nourriture et un travail excessif, éprouvait depuis deux mois les atteintes d'une fièvre-tierce. Je lui avais prescrit le sulfate de quinine, qu'il n'eut pas le moyen de se procurer. A mon retour de Paris je plaçai les ventouses le long de la colonne vertébrale. Ce procédé mit fin à la fièvre.

## DIX-NEUVIÈME OBSERVATION.

### Douleurs névralgiques anciennes, dissipées par la flamme à petites dimensions.

M. le docteur Pressoir m'écrit :

« Je dois vous rapporter l'exemple d'une guérison bien remarquable.

« Une dame de quarante ans, ressentait depuis une dixaine d'années, à l'approche de la belle saison, un retour périodique de névralgies extrêmement intenses dans tout le trajet du nerf sciatique. L'approche de l'été, qui cause de la joie à tout le monde, était pour elle et pour sa famille un sujet de terreur, à cause des douleurs atroces qu'elle avait à supporter. Elle était tombée dans un état voisin du marasme. Trois ou quatre applications de la flamme à petites dimensions ont fait disparaître les douleurs et dissipé complètement la crainte que lui inspirait sa maladie, par l'assurance qu'elle avait d'en triompher à l'avenir.

Pour appliquer la flamme on prend une allumette de papier, on l'enflamme par un bout, on pose la flamme instantanément sur les points douloureux dix à douze fois, en changeant de place. Il faut que la flamme touche la peau. On ôte auparavant le charbon du papier.

(Voyez mon Mémoire sur la flamme à petites dimensions. 1847.)

## VINGTIÈME OBSERVATION.

« Mon cher Docteur,

« J'ai lu, avec grand plaisir, le Rapport du Président de l'Académie de médecine sur votre Méthode contre les fièvres intermittentes. On vous a rendu justice un peu tard, mais enfin on vous l'a rendue. C'est toujours quelque chose.

« Je n'avais pas attendu le Rapport de l'Académie, je vous prie de le croire, pour expérimenter votre moyen curatif. En 1841, à Troyes, je m'étais guéri d'une forte fièvre intermittente qui me harcelait depuis un mois, et à laquelle j'avais inutilement opposé le sulfate de quinine. Je m'en étais servi, toujours avec succès, pour mes enfants et quelques amis.

« A présent, je ne connais plus que la flamme, la ventouse et la pommade ammoniacale. La ventouse lorsque je suis enrhumé. Lorsque le sang se porte à mes yeux, j'opère la dérivation. La pommade, lorsque mon mauvais estomac ne peut pas digérer. Je me brûle, mon cher docteur, je me brûle à vif, et je suis immédiatement soulagé.

« Dernièrement, j'ai guéri un de mes amis d'une vieille bronchite. L'accès était devenu si fort qu'il rendait le sang par la bouche et par le nez. Il a apposé sur sa poitrine une espèce de cataplasme de votre pommade. Il en a mis plus que je ne lui avais conseillé, il s'est brûlé au-delà de mon ordonnance. Eh bien ! la toux a cessé le même jour. Sa poitrine s'est couverte de gros boutons, et il ne tousse plus. Il n'a même pas eu recours aux ventouses dont je lui avais indiqué l'usage.

« Un autre de mes amis boitait tout bas et souffrait beaucoup d'une jambe, le tendon d'Achille et les malléoles étaient fortement affectés. Il ne pouvait presque marcher sans le secours d'un bras. Je l'ai engagé à faire usage de la flamme ; elle lui a fait du bien. Le troisième jour, je l'ai fait se frictionner avec la pommade ammoniacale ; il l'a fait après avoir employé la flamme. Aujourd'hui, il marche fort bien et ne sent plus de mal.

« Je vous cite ces deux faits parce que vous n'en avez peut être pas encore vu de pareils, et parce qu'ils peuvent ouvrir un champ plus vaste à votre méthode.

« Pardonnez-moi, mon cher docteur, si je vous enlève ainsi

quelques malades. Mais, ce sont des amis, et des amis si paresseux qu'ils se résigneraient, je crois, à mourir dans leur lit plutôt que d'aller chez le médecin. D'ailleurs, vous avez généreusement fait part de vos découvertes au public, et, par là, il lui est permis d'en user autant de temps que le mal, par sa gravité, n'exige pas la présence de l'homme de l'art.

Tout à vous, mon cher docteur,

J.-B. BERAUD.

Paris, 24 août 1850.

## VINGT-UNIÈME OBSERVATION.

Paris, le 7 juin 1850.

« MONSIEUR,

« Initié par vous au moyen de guérir la fièvre intermittente par l'application de ventouses sèches dans la partie du dos, j'ai eu l'honneur de vous faire connaître les trois expériences que j'ai faites sur des enfants, qui, jusqu'à ce jour, n'ont point eu de rechute. Le succès que j'ai obtenu a dû former ma conviction; aussi il y a deux mois, atteint d'un accès de fièvre malgache, ai-je eu recours à votre méthode, et, comme par le passé, j'ai complètement réussi.

« Permettez-moi quelques détails rétrospectifs :

« J'ai habité quatorze mois Madagascar. Je n'ai pas besoin de faire ici une revue topographique des lieux, ce pays est assez connu par son climat presque toujours funeste aux Européens; j'eus donc les fièvres, car nul n'est exempt de payer son tribut à cette affection endémique au sol malgache. La quinine me fut administrée. La fièvre céda. Soumis aux causes qui l'avaient produite, elle reparut à des intervalles réguliers que le sulfate de quinine ne modifia plus. La fièvre se manifesta chez moi comme chez les autres malades, par des vomissements, une lassitude générale, puis les frissons qui duraient des heures entières, puis la chaleur, le délire même. Au premier accès, ces symptômes furent graves; ils diminuèrent d'intensité, et un mois après il n'y avait plus que les périodes de froid et de chaud; mais depuis le deuxième accès la fièvre me fut annoncée par des douleurs excessivement aiguës à la rate, douleurs qui durèrent pendant tout l'accès... Mon retour en France, en 1845, modifia mon état de santé : les accès prirent un type irrégulier et ne reparurent plus qu'à de longs intervalles. Il y avait plus d'un an que je n'avais eu cette fièvre, lorsqu'il y a deux mois elle me surprit encore... Seul chez moi, incapable du moindre mouvement, il me fallut souffrir. L'accès dura six heures. Le lendemain, pour tâcher d'éloigner cette fièvre que je redoute, je pris une bouteille d'eau de Sedlitz. Huit jours plus tard, nouvel accès annoncé, comme les précédents, par des douleurs aiguës à la rate. Je me fis aussitôt appliquer quatre ventouses sur cette partie et quatre autres dans la partie correspondante du dos. Une demi-heure après l'application des ventouses, je n'avais plus qu'une légère douleur à la rate, pas de frissons, pas de malaise. Mes affaires m'appelant au-delà du boulevart, je sortis ; ce fut une imprudence : les douleurs de la rate, sous l'influence de la marche, reprirent leur première violence, et j'eus beaucoup de peine à rentrer chez moi. Je me fis faire une nouvelle application de ventouses sèches. Le mieux se dessina presque immédiatement, et trois quarts d'heure ne s'écoulèrent pas sans que je fusse tout-à-fait bien... Depuis deux mois cette fièvre n'a pas reparu : elle a donc perdu le caractère régulier qu'elle paraissait vouloir reprendre. Et cela, sans autre médication que les ventouses sèches.

De ce qui précède on peut déduire que la ventouse a plus de portée que la quinine, parce qu'elle fait cesser la fièvre à son début ou au moins qu'elle en diminue considérablement l'accès en détruisant toujours la malignité des premiers symptômes...

Qu'elle n'occasionne pas la moindre dépense et devient, par cela seul, la médication des classes les plus nécessiteuses.

Cette méthode doit avoir de plus l'immense avantage de ne jamais provoquer les accidents que la quinine amène souvent, surtout aux colonies, où on l'emploie à hautes doses : J'ai vu à Cayenne, M. Chivat perdre complètement la vue après une forte dose de sulfate de quinine, et ne la recouvrer imparfaitement que huit jours après. On citerait plus d'un exemple de cette nature. Mais ce qu'il est surtout on ne peut plus fréquent d'observer, c'est la surdité complète qui dure toujours plusieurs heures.

Veuillez agréer, Monsieur, l'assurance de mon respect,

HINAR.

## 22ᵉ, 23ᵉ ET 24ᵉ OBSERVATIONS.

### Fièvre-quarte, fièvre-tierce.

Paris, le 8 mars 1850.

Monsieur,

Il y a un an vous m'avez parlé du moyen que vous employez dans votre pratique pour arrêter la fièvre en remplaçant la quinine par des ventouses sèches.

J'ai eu trois fois l'occasion d'essayer ce mode de traitement : 1° sur deux enfants du nommé Simon, sonneur de clocher à Sainte-Magnance (Yonne) ;

2° Sur l'enfant de Blanc, cultivateur, habitant le même pays.

Sainte-Magnance est un village situé entre deux montagnes. des étangs entretiennent dans le pays une humidité permanente, et je dois dire que Simon et Blanc occupent les deux maisons les plus rapprochées du foyer marécageux.

Le premier enfant, garçon de onze ans, avait depuis huit mois une fièvre quarte que n'avait pu enrayer la quinine administrée à plusieurs reprises, trois applications de ventouses sèches au moment où la période froide devait commencer firent complètement disparaître la fièvre. Le plus jeune, âgé de sept ans, avait une fièvre tierce bien réglée depuis trois mois environ, il n'avait point pris de quinine, deux applications de ventouses sèches arrêtèrent la fièvre. Il y a plus de six mois que ces deux enfants sont tout à fait guéris.

Blanc, garçon de six ans, avait la fièvre depuis plusieurs mois ; elle était tierce. Deux applications furent faites dans ces mêmes conditions. A la première, la peau conserva une chaleur anormale et il y eut de la fréquence dans le pouls ; à la deuxième application, l'enfant était tout à fait bien, et comme je me présentais pour lui faire une application de ventouses, la mère me dit qu'il était parti dans les champs jouer avec ses camarades. Nul doute que la fièvre avait quitté l'enfant qui d'ordinaire gardait le lit au moment de l'accès.

Je me plais à constater ces faits pour rendre hommage à la vérité, heureux de pouvoir corroborer par ces trois expériences

l'opinion des personnes qui s'occupent d'une question qui inté-
resse tant l'humanité.

Je vous prie, Monsieur, de recevoir mes salutations respectueuses.

HINAR,
Lieutenant au 3e régiment d'infanterie de marine.

## MANIÈRE D'APPLIQUER LA VENTOUSE.

Procurez-vous une vingtaine de cloches à ventouse, depuis
quatre à cinq jusqu'à sept centimètres de diamètre. Les petites
seront appliquées aux enfants. Au défaut de cloches renflées à la
partie moyenne, servez-vous de verres à boire.

Imprégnez un pinceau d'une goutte d'esprit de vin, promenez
le pinceau sur le fond et les parois internes de la cloche. — Posez
la cloche sur la peau près de l'épine vertébrale. Qu'elle fasse un
angle presque droit avec le corps du malade. Alors jetez un petit
morceau de papier tordu dans le milieu et allumé par le bout opposé aux doigts, couvrez immédiatement la peau de toute la circonférence de la cloche, afin que l'air extérieur ne puisse pas entrer. Appliquez de même les autres ventouses de manière à couvrir la partie postérieure du tronc depuis la nuque jusqu'au bas
des reins. Laissez les ventouses en place pendant environ trente
à quarante minutes, plus de temps si c'est nécessaire. — Le frisson
ne tarde pas à disparaître; les périodes de chaleur et de sueur di-
minuent ou n'ont point lieu. On renouvelle l'application lorsque le
frisson se présente de nouveau.

Pour retirer les cloches, posez doucement un doigt entre la peau
et le contour de la cloche ; vous faites ainsi rentrer l'air sans exci-
ter de douleur.

M. le baron Heurteloup a fort heureusement inventé, pour
faire le vide, un procédé qui rappelle bien son génie médical. Son
invention se compose de deux cylindres de dimensions variées.—
L'un est creux et reçoit, à glissement serré, un cylindre plein
qui à la base se place de niveau avec le cylindre creux. — L'in-
strument appliqué avec exactitude sur la peau, une vis de rappel
mise en mouvement retire le cylindre plein, d'où résulte un vide
par lequel on obtient *ad libitum* une dérivation aussi complète que

possible. **M.** le docteur Heurteloup a bien voulu faire fonctionner son procédé devant moi. Le résultat, cela devait être, a été tout-à-fait satisfaisant. — Ce moyen offre donc la certitude du succès dans tous les cas et surtout dans les circonstances où les autres procédés auraient été employés infructueusement.

# CONSÉQUENCES DES PHÉNOMÈNES DU VIDE OU VENTOUSES

### DANS LES FIÈVRES INTERMITTENTES.

## DÉTERMINATION

*De la nature et du siége de quelques-unes de ces fièvres.*

Les phénomènes du vide sur la peau sont les suivants :

1° L'état de la cloche démontre que sa température s'est élevée au-dessus de celle de l'air ambiant.

2° Les parois internes présentent des traces visibles de l'exhalation cutanée, à l'état de vapeur et à l'état liquide.

3° La tumeur de la peau a une couleur rouge plus ou moins foncée, produite par l'afflux d'une certaine quantité de sang artériel, de sang veineux et de lymphe.

4° Cette partie de la peau est légèrement endolorie.

5° La peau offre assez souvent des phlyctènes plus ou moins nombreuses, remplies d'une sérosité rougeâtre. — Ce sont de véritables vésications, phénomène d'autant plus important qu'il exprime une puissante dérivation, et que cette dérivation s'est opérée sans l'intervention d'aucun agent irritant ou vénéneux. Combien ce moyen si simple, si rapide, n'est-il pas préférable à la plupart des agents par lesquels on produit la rubéfaction et la vésication !

Remarquons qu'en même temps que ces phénomènes se sont développés à la peau, le frisson s'est évanoui ; les périodes de chaleur et de sueur, qui avaient suivi le frisson dans le premier accès, n'ont point lieu et ne se représentent plus.

Or, par son développement complet, l'accès de fièvre annonce un grand trouble dans la distribution du calorique et du sang. Ce trouble est un caractère essentiel de la fièvre d'accès.

Outre les trois stades ou périodes de la fièvre, il y a souvent des symptômes concomitants qui diffèrent suivant l'organe qui est lésé.

Se rencontre-t-il, avec l'accès, de la douleur, de la chaleur, de la pesanteur à la tête avec vertiges, somnolence ou coma ?

1° Le siége de la fièvre intermittente affecte le cerveau.

2° Mais si, au lieu de symptômes cérébraux, la fièvre est accompagnée de toux, d'oppression, de crachement de sang, etc., il est évident que le siége est au poumon.

3° S'il y a douleur au cœur, à la région précordiale, des palpitations, de la gêne dans la respiration, alors le siége de la fièvre est au cœur.

4° D'autres fois, il y a engourdissement, torpeur, faiblesse dans les mouvements, etc., c'est un exemple de fièvre intermittente par lésion de la moelle épinière.

5° Quelquefois, ces derniers symptômes sont suivis d'une faiblesse de la vision avec dilatation des pupilles, et d'une altération des phénomènes auditifs, etc., alors c'est une fièvre intermittente affectant le système cérébro-spinal. Tous ces modes de lésion, quelque dénomination qu'on leur donne, se dissipent soudainement et sans retour par l'effet complexe des ventouses sèches, rarement scarifiées, posées le long de la colonne vertébrale. Nous avons été conduit à cette pratique par les résultats que nous obtenons depuis 40 ans de la ventouse scarifiée à la nuque dans les affections *cérébro-sensoriales* intenses, et de la ventouse scarifiée au dos contre les différentes affections aiguës de la moelle épinière, du cœur et du poumon.

Voilà les principaux traits de fièvres intermittentes que j'ai observées ; elles peuvent avoir leur siége spécial dans toutes les parties du corps. On a vu une sonde introduite dans la vessie produire la fièvre intermittente. — M. Piorry place le siége ordinaire de cette affection dans la rate, à cause du gonflement que cet organe éprouve pendant ou après certains accès, principalement en présence du sulfate de quinine.

Or, l'anatomie apprend que, dans les exemples trop communs où la maladie est funeste, on trouve dans les principaux viscères et dans leurs siéges respectifs des effets variés de la lésion des vaisseaux capillaires et des parties les plus ténues des organes, du ramollissement, des collections séreuses, etc., tous phénomènes en rapport avec le trouble de la circulation dont la fièvre est la trop fidèle image.

J'ai constaté dans Paris et dans la Sologne que la dérivation au dos par le vide a modifié ou dissipé des fièvres *rémittentes* ; mais jusqu'ici je ne possède pas un nombre suffisant de faits pour en tirer des inductions générales. Il est à désirer que cette pratique jette, avec le temps, une lumière plus vive sur ce sujet, occurrence d'autant plus importante que ces maladies ont un caractère fort grave, puisqu'elles sont le type des fièvres dites typhus, typhoïdes, fièvre jaune.

Le choléra arrivant à Paris, je n'hésiterais pas à couvrir le dos de ventouses sèches jusqu'à ce que le frisson se fût dissipé ; les crampes de l'estomac et des membres, je les combattrais par l'application de nombreuses vésications d'un centimètre de diamètre faites sur la région large de l'estomac avec la pommade ammoniacale, — et je promènerais sur tous les membres la flamme à petites dimensions. — J'hésiterais d'autant moins à adopter cette pratique qu'elle m'a réussi sous une forme moins développée, et que je sais qu'en France et en Belgique on a tiré un grand parti contre cette terrible maladie de l'application de la pommade ammoniacale employée en frictions sur tout le corps et en petites vésications locales.

Quel que soit le point de la circonférence sur lequel s'opère le vide, la pression intérieure produit une dérivation qui tend à libérer la partie affectée de la pression sanguine ; toutefois il convient de faire choix, pour le lieu d'élection du vide, des places qui ont le rapport le plus direct avec les centres de la circulation. — Ainsi, dans une fièvre intermittente accompagnée de symptômes *cérébraux* ou de symptômes *thoraciques*, les ventouses sèches appliquées sur le tronc et les membres modifieront certainement l'accès de fièvre ; mais il y a plus de chances de triompher complétement de la maladie en fixant à la nuque *une ventouse scarifiée contre les symptômes cérébraux*, et en la plaçant *au dos contre les symptômes dénonçant les lésions des bronches, du poumon et du cœur.* La présence des symptômes cérébraux se peut rapporter aux fièvres appelées, par les auteurs, algides, syncopales, soporeuses, etc. Dans ces occurrences il est indispensable de placer la ventouse scarifiée à la nuque avant et même au commencement de la période du froid, ou au dos contre les symptômes qui se rapportent au poumon et au cœur. Il y a de tous ces effets une raison anatomique facile à apprécier. — La dérivation qui s'obtient par le vide, à la suture lambdoïde, derrière l'oreille et à la nuque, émane de tous les vaisseaux capillaires de ces régions, et particulièrement des anastomoses des artères occipitales et spinales avec les *artères cervicales*, avec les *vertébrales*, et par celles-ci avec le *cercle entier de Willis*, c'est-à-dire avec toutes les *artères de la tête* ; et la dérivation qui se fait au dos provient des anastomoses des mêmes *artères spinales* avec les *artères bronchiques, cordiaques, œsophagiennes, intercostales*, etc., d'où résulte nécessairement le dégagement des bronches, des poumons, du cœur, etc.

La puissance des ventouses explique la proposition que j'ai démontrée dans le mémoire que j'ai lu à l'Académie royale des Sciences en 1818, savoir : que la ventouse triomphe de toute affection naissante qui se rapporte à la pléthore, à l'inflammation et à l'hémorrhagie. Depuis cette époque j'ai constamment obtenu les mêmes résultats. De plus, j'ai constaté, dans toute rencontre, que ce même mode de médication efface l'accès de fièvre intermittente, et qu'il ne peut en être autrement, à moins qu'on ne néglige son usage, dans les conditions convenables. Enfin, pendant la crise actuelle du choléra j'ai constaté que la ventouse scarifiée, placée sur la région de l'estomac, efface les douleurs, les crampes de cette région et les vomissements, et que, mise au dos, elle délivre les poumons et le cœur de la gêne extrême de ces organes. Ainsi l'application de la loi physique de la pression atmosphérique (due à Galilée) donne véritablement à la médecine le caractère des sciences exactes.

---

# RAPPORT

A L'ACADÉMIE NATIONALE DE MÉDECINE SUR LA MÉTHODE DE TRAITER
LES FIÈVRES INTERMITTENTES DE M. LE D<sup>r</sup> GONDRET,

**Par M. le docteur BRICHETEAU.**

Le 18 août 1848, M. le ministre de l'agriculture et du commerce consulta l'Académie sur la valeur d'une méthode thérapeutique proposée par M. Gondret, médecin à Paris, contre les fièvres intermittentes, et qui consiste dans l'application des ventouses au moment de l'invasion de l'accès fébrile. Plus tard, et par suite de l'impossibilité dans laquelle s'était trouvé un de nos collègues d'appliquer le moyen proposé par M. Gondret, nous avons été chargés, M. Bouillaud et moi, de faire des expériences sur ce nouveau fébrifuge. Nous venons aujourd'hui vous rendre compte du résultat de ces expériences, résultat presque uniquement obtenu sur des récidives de fièvres intermittentes de divers types, de Sologne ou d'Afrique; car, ainsi que vous le savez, Messieurs, les fièvres intermittentes simples sont rares à Paris.

Pour déterminer l'importance et l'utilité de l'agent thérapeutique proposé par notre confrère, il nous a paru convenable, d'abord, d'examiner jusqu'à quel point il avait eu l'initiative de la médication qu'il propose. Nos recherches, à cet égard, nous ont fait connaître que dans plusieurs Mémoires, publiés il y a près de vingt ans par l'auteur, particulièrement dans ceux où il traite de la dérivation et de l'emploi de la flamme, il avait constaté qu'en traitant les maladies des yeux par les ventouses, il avait obtenu la guérison de plusieurs fièvres intermittentes qui compliquaient ces maladies. — Plus tard (il y a quatorze ans) une circonstance analogue vint révéler à M. Van Mons, de Bruxelles, la même action thérapeutique des ventouses (1). Un jeune homme de vingt ans était depuis quatre mois·affecté de fièvre intermittente tierce, qui ne fut pas traitée. Au moment de son entrée à l'hôpital, on reconnut qu'à la partie supérieure de la région dorsale du rachis existait une douleur vive développée par la pression sur les apophyses épineuses. On fit appliquer sur ce point six ventouses scarifiées, puis on les recouvrit d'un cataplasme arrosé de laudanum. Cette seule application suffit pour enlever à la fois la douleur et la fièvre intermittente.

Chez un homme de cinquante-deux ans, atteint depuis trois semaines de fièvre quotidienne, qui présentait une vive douleur à la pression à la partie supérieure du dos, une première application de ventouses diminua l'accès ; une seconde, faite le lendemain, fit disparaître la fièvre. — Une femme de trente ans était affectée, depuis quinze jours, d'une gastro-laryngo-bronchite et une fièvre intermittente quotidienne. — L'affection inflammatoire fut com-

(1) Fièvres intermittentes guéries par l'application des ventouses scarifiées sur la région dorsale (*Revue médicale*, septembre 1848).

battue par des moyens appropriés ; et lorsque l'irritation de l'estomac eut cessé, on s'occupa de combattre la fièvre intermittente. — Le premier jour, 12 grains de sulfate de quinine n'arrêtèrent pas l'accès ; le lendemain et le surlendemain 15 grains, et le quatrième jour 20 grains, restèrent sans effet ; chaque jour la fièvre revint avec la même intensité. Ce fut alors qu'on résolut d'appliquer au haut de la région dorsale de l'épine les ventouses scarifiées, dans un point où la pression déterminait une vive douleur. Ce jour-là il n'y eut point d'accès, et le lendemain une nouvelle application de ventouses prévint le retour de la maladie.

M. Gondret a fait remettre à la Commission, pour appuyer la demande d'appréciation qu'il a faite à M. le ministre du commerce, quatorze documents attestant l'efficacité des ventouses contre les fièvres intermittentes. Parmi ces documents, recueillis en 1847 et 1848, se trouvent des observations de l'auteur, des lettres qui lui ont été adressées des départements ; l'une de M. des Coudrées, propriétaire en Sologne, que M. Gondret avait engagé à faire des essais sur des fébricitants de ce pays, qui ne pouvaient se procurer du sulfate de quinine ; deux observations d'un médecin de Paris (M. Fleutiaux) ; enfin trois faits qui confirment les bons effets des ventouses dans la cure des fièvres intermittentes, recueillis avec une remarquable intelligence par un officier de marine. Tout en accordant à ces documents la confiance qu'ils méritent, vos commissaires, Messieurs, ne les ont considérés que comme des renseignements, et n'ont basé leur rapport que sur les expériences suivantes :

*Premier fait.* — Un menuisier de trente-neuf ans avait eu par deux fois, il y a cinq ans, à Paris, une fièvre intermittente qu'on avait guérie par le sulfate de quinine. En juillet 1848, il se rendit en Sologne, pour travailler à la construction des ateliers nationaux. Il y contracta, à plusieurs reprises, une fièvre intermittente quotidienne, que l'on combattit avec succès par le sulfate de quinine. Une dernière rechute l'engagea à quitter le pays. Dix jours après son arrivée à Paris, il fut repris du même accès de fièvre quotidienne, dont les trois stades duraient de dix heures du matin à trois heures du soir, et étaient précédés de coliques et de vomissements bilieux. A dater du quatrième accès, cette fièvre devint tierce. — Le 16 septembre, à l'invasion du septième accès, on appliqua au malade (entré le 12 à l'hôpital) quinze ventouses sèches sur la région dorsale de la colonne vertébrale. — Dans l'espace de moins d'un quart d'heure le frisson cessa et l'apyrexie devint complète par la cessation de la chaleur et de la sueur ; le malade se trouvait parfaitement bien avant la fin du jour. Les 17, 18, 19, 20, 21, 22, la fièvre ne reparut pas. Il sortit le 23, la rate fut hypertrophiée, mais sans que le malade en ressentît aucune souffrance.

*Deuxième fait.* — Un homme de vingt ans, venant de Sologne, où il avait travaillé au canal de la Sauldre, entra à l'hôpital le 9 septembre 1848. Il avait eu dans cette contrée marécageuse, après avoir couché sous une tente et sur un peu de paille, une fièvre intermittente quotidienne, qui avait cela de particulier que le frisson durait cinq ou six heures, tandis qu'il n'y avait que peu de chaleur et à peine de la sueur. Cette fièvre récidiva trois fois, après avoir été guérie par le sulfate de quinine.

Revenu à Paris le 18 septembre, ce malade fut atteint et guéri plusieurs fois de cette même fièvre par le même moyen. Une dernière récidive, c'était la sixième, le fit entrer à l'hôpital. — On constata une fièvre quotidienne, qui revenait tous les jours de quatre à cinq heures du soir, sans aucune lésion de la rate ; elle durait jusqu'au lendemain six heures. — Le 8, on appliqua vingt ventouses sèches sur le trajet de la colonne vertébrale au moment du frisson, qui ne tarda pas à cesser ; la chaleur et la sueur avortèrent.

Le 9 pas de fièvre.

Le 10, application de vingt ventouses à l'heure où venait la fièvre.

Le 12, apyrexie.

Le 13, l'accès reparaît à trois heures ; on applique vingt nouvelles ventouses qui l'arrêtent aussitôt.

Les 14, 15, 16, 17, et 18 point d'accès. Sortie le 19.

*Troisième fait.* — Un journalier de cinquante-sept ans, qui était également venu en Sologne pour travailler à la terrasse, y contracta, en septembre 1848, une fièvre-quarte qu'on traita sans succès, pendant six semaines, par le sulfate de quinine, et qui céda à une première application de ventouses sèches le long de la colonne vertébrale.

Revenu à Paris dans le courant de novembre, cet homme fut atteint d'une fièvre-tierce très régulière, avec les trois stades et un léger engorgement de la rate, revenant vers midi. — Le 7 janvier 1849, il entre à l'hôpital pour y être traité de cette fièvre ;

elle ne cessa de revenir tous les jours, jusqu'au 20, jour où l'on appliqua pendant l'apyrexie des ventouses sèches de chaque côté de la colonne vertébrale ; la fièvre n'est pas revenue, et le malade est sorti le 30.

*Quatrième fait.* — Un menuisier de 19 ans avait travaillé à la terrasse en Sologne pendant huit mois, sans être atteint de fièvres intermittentes ; il entra à l'hôpital Necker le 21 juin, pour y être traité d'une fièvre quotidienne, avec un engorgement considérable de la rate. — Le 22, la maladie fut bien constatée. — Les trois stades duraient trois heures et demie. La fièvre étant revenue le 23, on fit l'application de vingt ventouses le long de la colonne vertébrale, avant l'invasion de l'accès qui ne parut pas. — Le 24, on l'observa de nouveau ; vers le soir, elle revint en tierce, jusqu'au 18, jour où l'on appliqua quinze nouvelles ventouses. — Le 30, nouvelle application de dix ventouses scarifiées, qui réduit de beaucoup l'accès, sans le faire cesser.

Le 1ᵉʳ juillet, retour de la fièvre à minuit. — Le 3 juillet, quinze nouvelles ventouses scarifiées sont appliquées sur le trajet de la colonne vertébrale ; la fièvre disparaît jusqu'au huitième jour, où l'on fit encore l'application de vingt nouvelles ventouses, qui supprima un stade seulement de la fièvre (la chaleur). — Le 10, nouvel accès sans chaleur. — Le 12, application de nouvelles ventouses sèches qui supprime le frisson, mais laisse subsister la chaleur et la sueur. — Le 14, la fièvre manque. — Le 15, elle reparaît ; on se décide alors à donner de fortes doses de quinine, qui y mettent fin.

*Cinquième fait.* — Un journalier de vingt-quatre ans, qui était allé travailler à la terrasse quinze jours seulement en Sologne, entra à l'hôpital Necker dix mois après (le 9 juillet 1849), pour y être traité d'une fièvre-tierce qui l'avait atteint à la fin du mois de mai. L'accès complet ne durait guère que deux ou trois heures, pendant les cinq semaines qui séparèrent l'invasion de la maladie de l'entrée à l'hôpital ; ce malade avait pris inutilement des pilules de sulfate de quinine dont, à la vérité, il n'indique pas la dose. Il a le teint blafard et jaunâtre des fiévreux ; la rate est considérablement tuméfiée, mais le ventre n'est ni dur, ni douloureux à la pression ; l'appétit est satisfaisant et les digestions se font bien.

Le 9, on constate la fièvre, qui survient dès le matin et dure trois heures.

Le 10, pendant l'apyrexie, on applique huit ventouses scarifiées à la région splénique.

Le 11, l'accès revient dès sept heures du matin et dure encore trois heures.

Le 12, huit nouvelles ventouses sur la région splénique.

Le 13, l'accès manque.

Jusqu'au 18, l'apyrexie est complète; nul accès ne se manifeste, et l'on observe que la rate est beaucoup diminuée de volume. Mais à une heure de l'après-midi survient un accès, à l'origine duquel on applique vingt ventouses sèches sur les côtés de la colonne vertébrale et huit à la région splénique. Le frisson dure à peine trois quarts d'heure, et le dernier stade était terminé à quatre heures. Cet accès fut le dernier, et le malade sortit guéri au bout de huit jours.

*Sixième fait.* — Un ouvrier paveur, âgé de quarante-cinq ans, entra à l'hôpital Necker le 5 septembre 1849; il avait été atteint le 16 août d'une fièvre intermittente d'abord tierce, mais qui était ensuite devenue quotidienne. On administra, le 11 septembre, après six jours d'expectation, du vin de quinquina sans succès; puis on eut recours à l'acide arsénieux, à la dose de 1 centigramme dans une potion. Cette potion ayant donné lieu à de graves accidents, tels que de la diarrhée, des coliques, un refroidissement des extrémités, etc., on dut y renoncer. La fièvre, après avoir cessé, reparut le 30 septembre dans l'après-midi, puis revint le premier et le deuxième jour, où l'on fit une application de vingt ventouses le long de la colonne vertébrale, au moment du frisson. L'accès ne revint pas le lendemain. Il ne tarda pas toutefois à récidiver, et, par erreur, on eut recours au sulfate de quinine, au lieu d'appliquer de nouvelles ventouses : le malade sortit guéri.

*Septième fait.* — Un serrurier, âgé de trente-six ans, qui avait eu plusieurs fois la fièvre intermittente en Afrique, et y avait été traité avec succès par le sulfate de quinine pendant sept ans, entra à l'hôpital Necker le 11 septembre 1849; depuis quatre jours, il avait une fièvre quotidienne qui revenait à onze heures du matin, et durait seulement de deux à trois heures.

Le 12, on appliqua, pendant le frisson, vingt ventouses sèches le long de la colonne vertébrale : le premier stade de la fièvre fut immédiatement supprimé.

Le 13, l'accès manqua; douze ventouses sèches aux cuisses, pour combattre un peu la céphalalgie.

Le 14 et le 15 apyrexie. Le malade fut guéri le 16.

*Huitième fait.* — Une fille de vingt-six ans, qui était à l'hôpital depuis six semaines, fut prise dans sa convalescence, le 9 juillet 1849, d'une fièvre quotidienne qui revenait à quatre heures du soir, et durait environ trois heures.

Le 11, après avoir bien constaté la maladie pendant deux accès, on appliqua douze ventouses le long de la colonne vertébrale : le frisson seul fut abrégé.

Le 13, nouvel accès : nouvelle application de ventouses.

Le 14, la fièvre persiste dans son retour.

Le 15, vingt nouvelles ventouses scarifiées sont appliquées pendant le frisson, qui ne dure qu'une demi-heure ; les deux autres stades diminuèrent en proportion.

Le 16 et les jours suivants, la fièvre cesse entièrement.

*Neuvième fait.* — Un garçon charpentier, âgé de dix-sept ans, fut atteint de fièvre quotidienne, après avoir travaillé au terrassement du chemin de fer d'Orléans à Tours. Cette fièvre revenait constamment à deux heures de l'après-midi, et durait environ trois heures. Le premier stade n'était que d'une heure ; la céphalalgie, qui accompagnait l'accès, se prolongeait dans l'apyrexie. La rate était hypertrophiée ; le malade était sans appétit ; et cette fièvre, au dire du malade, durait depuis deux mois, quand il entra à l'hôpital.

Le 11 septembre, au moment de l'invasion de l'accès, vingt ventouses furent appliquées le long de la colonne vertébrale. Du 11 au 15, la fièvre n'a pas reparu, et ce jour, il est sorti, malgré nos instances pour le conserver quelques jours de plus.

*Dixième fait.* — Une domestique, âgée de vingt-sept ans, entrée à l'hôpital Necker en février 1850, avait quelques symptômes de fièvre inflammatoire, pour laquelle on lui pratiqua une saignée. Elle eut, le 4 février, un accès assez fort et complet de fièvre intermittente, qui se répéta le lendemain à la même heure. On lui administra 50 centigrammes de sulfate de quinine.

Mais ce médicament n'ayant pas été convenablement toléré, on prescrivit, à l'extérieur, des frictions avec le sel fébrifuge, à la dose de 1 gramme 50 centigrammes. Ces frictions, commencées le 10 et continuées jusqu'au 24, n'ayant pas eu de succès, on prescrivit, le 26, vingt ventouses le long de la colonne vertébrale : le frisson cessa au bout d'un quart d'heure, et tout l'accès, qui durait environ quatre heures, cessa bientôt après. Le 27, quinze nouvelles ventouses furent appliquées, une demi-heure après l'invasion de l'accès, sans frisson.

Le 28, frisson d'une demi-heure, avec chaleur légère, sans sueur.

Le 1er mars, quatre ventouses scarifiées à la nuque pour combattre la céphalalgie, ce qui n'empêche pas la fièvre de revenir.

Le 2, la malade étant à l'époque de ses règles, on applique quatre ventouses scarifiées à la partie interne des cuisses.

Le 3, accès court et incomplet.

Le 4, les règles surviennent et coulent d'abord abondamment, puis cessent au bout de quatre jours, mais reviennent après l'application de nouvelles ventouses aux cuisses et de sangsues aux grandes lèvres.

A compter du 8, la fièvre cesse et la malade sort guérie le 12.

Nous pourrions joindre à ces faits plusieurs autres, dans lesquels l'action des ventouses n'a pas été moins efficaces contre les accès de fièvre intermittente, et particulièrement deux observations recueillies à la clinique de M. Bouillaud : nous pourrions aussi en rapporter quelques-uns où cette médication a échoué plus ou moins complètement et n'a fait que réduire les accès, les transformer, en changer le type, et pour la cure desquels il nous a fallu recourir à de fortes doses de sulfate de quinine ; mais cette particularité ne nous paraît point infirmer l'action avantageuse des ventouses ; pas plus que l'effet heureux de ce moyen, dans un cas que nous avons rapporté plus haut, n'infirme la propriété fébrifuge du quinquina, qui avait échoué dans un cas analogue.

Comme il s'agissait d'expérimenter un remède en quelque sorte empirique, nous avons dû raconter brièvement les faits et omettre de mentionner plusieurs phénomènes généraux ou locaux que présentaient les malades, parce qu'ils ne contre-indiquaient en rien l'emploi du moyen. Ici le fait principal, c'était la fièvre d'accès qu'il fallait établir ; c'est ce que nous avons toujours eu le soin de faire avant d'agir, et en le dégageant d'accessoires inutiles qui eussent allongé ce rapport, déjà trop étendu peut-être.

On peut, d'une manière générale, classer l'action des ventouses dans les fièvres intermittentes, au nombre des médications dérivatives et perturbatrices, et l'assimiler aux émétiques, aux vésicatoires, aux affusions effusoires froides, etc., qui, dans certaines circonstances, ont mis fin à des fièvres intermittentes qui avaient résisté à un grand nombre de moyens actifs ; mais il faut ajouter que la ventouse est une application plus prompte, plus facile, presque exempte de douleur, et qu'elle n'entraîne aucun des inconvénients qu'on pourrait reprocher aux moyens dont nous venons de parler. L'effet le plus ordinaire de cet agent, dès la première application, est de faire *cesser brusquement le frisson initial, ou d'en réduire singulièrement la durée ;* de modifier, à la seconde application, les deux autres stades de la fièvre, et, finalement, d'en empêcher promptement le retour, pour un temps plus ou moins long du moins. Nous sommes d'ailleurs dans l'impuissance de déterminer ce temps, ayant complètement, après leur sortie de l'hôpital, perdu de vue les malades que nous avons traités.

Que si maintenant nous entrons plus profondément dans l'analyse des éléments de la médication fébrifuge et perturbatrice soumise à notre examen, nous trouvons :

1º Que la ventouse soustrait au corps humain une certaine quantité de calorique, alors que la chaleur animale est concentrée à l'intérieur et que le malade est tourmenté par une grande chaleur morbide et une soif considérable. Cette soustraction de calorique est démontrée par la température de l'air contenu dans la cloche, qui est supérieure à celle de l'atmosphère.

2º Qu'il se produit en même temps une énorme tuméfaction de la peau, qui devient d'un rouge intense ou violacé, ce qui indique une congestion sanguine des plus fortes, qui disparaît lentement et dure plusieurs jours. Si l'on ajoute à cette congestion un sentiment de pression douloureuse, on aura la mesure d'une forte dérivation exercée à la surface de la partie ventousée.

3º Que, sans parler même du sang des incisions faites par le scarificateur, on observe dans la ventouse sèche une certaine quantité de liquide aqueux ou de vapeurs provenant des fluides perspiratoires dont l'exhalation est manifestement augmentée ; cette soustraction de fluide sanguin et séreux a tous les avantages d'une double saignée capillaire et agit à la fois comme dérivative et spoliative.

4º Que, dans le cas où les ventouses sont bien appliquées, elles produisent des phlyctènes pleines de sérosité sanguinolente, se développant après l'enlèvement de la cloche. Ce sont de petits vésicatoires qui se multiplient en raison du nombre des ventouses ; les vésications produites par le vide n'ont d'ailleurs aucun des inconvénients des épispastiques âcres et vénéneux ordinairement employés.

5º Enfin, que toutes ces dérivations réunies ont pour objet de combattre les congestions des viscères splanchniques, qui jouent un grand rôle dans les fièvres intermittentes.

Quelle que soit, au surplus, l'opinion qu'on ait sur l'action des ventouses dans la curation des fièvres intermittentes, les expériences thérapeutiques dont nous venons de vous rendre compte viennent confirmer la plupart des faits que M. Gondret a recueillis et qu'il a soumis à votre approbation.

En conséquence, nous vous proposons de répondre à M. le ministre du commerce :

1º Que les résultats favorables obtenus par les commissaires que vous avez nommés pour examiner la méthode thérapeutique de M. Gondret contre les fièvres intermittentes, font désirer que des expériences plus nombreuses soient faites sur cette méthode, sur un plus grand théâtre, et dans les contrées où ces fièvres sont endémiques ; 2º *que l'utilité de ces essais d'un moyen simple, prompt et économique de guérison, est d'autant mieux fondée* que le sulfate de quinine, presque exclusivement employé à la cure des fièvres intermittentes, est devenu plus cher et se trouve souvent sophistiqué, quand il n'est pas hors de la portée des malades pauvres et privés de tout autre secours efficace.

---

Le point de vue que M. le docteur Dickson a conçu repose sur l'appréciation des influences du temps et du calorique relativement aux organes et aux fonctions. Il étudie les périodes normales et anormales, les intensités variables du calorique, qu'il considère, avec Faraday et d'autres savants, comme identique au fluide électrique, etc. Si je l'ai bien compris, M. Dickson s'attache à combattre, dès leur naissance, les désordres qui s'établissent dans la santé (les maladies) en régularisant les périodes et en rétablissant l'équilibre du calorique. Ainsi, prenant une fièvre intermittente pour terme de comparaison, en regard de l'état normal, et les périodes de froid, de chaleur, de transpiration, étant l'expression tranchée du désordre survenu dans les périodes normales et dans l'état du calorique, l'auteur s'empresse d'éloigner la période morbide, et par là il détruit, par anticipation, les conséquences qui s'en pourraient suivre. Cette manière d'apprécier l'état du corps humain, soit en santé, soit en maladie, me paraît parfaitement vraie, et je le comprends d'autant mieux à présent que, sans être parti de ces principes culminants de sa théorie médicale, j'ai atteint le même but en thérapeutique, mais par des moyens différents ; M. Dickson, par des médicaments admirablement administrés, moi, principalement au moyen du vide. Or, le vide, par sa nature, a une identité réelle avec les influences du temps et du calorique ; il suffit de le régler relativement au siége affecté par les désordres périodiques calorifiques. Ainsi le vide justifie parfaitement les principes établis par M. le docteur Dickson. Dans la pratique médicale actuelle, on prend pour point de départ les altérations organiques qui sont le résultat définitif du désordre primitif. Suivant M. Dickson, il faut remédier au désordre naissant, et on éloigne par là toutes ses conséquences.

D'autres médecins ont eu de leur côté l'inspiration de cette pratique contre les fièvres intermittentes. Le *Medical Times* ayant publié, en janvier 1849, une lettre dans laquelle j'avais fait l'exposition du traitement contre les fièvres intermittentes, M. le docteur G.-W. Blanch, de Londres, écrivit à cette occasion au même journal, en date du 4 juillet 1849, une lettre renfermant plusieurs faits qui confirment les bienfaits de cette pratique.

M. le docteur Savardan, de la Sarthe, dans un écrit du plus haut intérêt, a fait connaître que l'usage de la ventouse l'aide à triompher de beaucoup de maladies et particulièrement des fièvres intermittentes.

Cette pratique réussit aussi dans les mains de beaucoup de personnes que j'ai instruites sur l'usage de la ventouse ; elles parviennent constamment à diminuer et à dissiper le frisson des fièvres intermittentes et le frisson initial de beaucoup d'autres maladies.

Je puis citer particulièrement :

M. Jenny, chirurgien-ventouseur, rue des Marais-Saint-Germain, n. 11, qui a des connaissances fort exactes sur la médecine ; il a dissipé nombre de fièvres intermittentes, notamment sur sa nièce ; M. Patoche, boulevart des Filles-du-Calvaire, n° 11 ; il m'a aidé pendant huit ans dans ma pratique médicale ; il est doué d'un tact assez sûr pour dissiper, comme je le fais, les maladies oculaires, inflammations, gouttes sereines, cataractes et toute affection commençant par un frisson. Il est très utile à ses amis ou voisins, d'autant plus que ses fonctions comme médecin sont gratuites. Il rend d'immenses services en propageant l'usage de la ventouse se trouvant heureux de faire le bien à l'abri de toutes les entraves de la profession médicale.

---

Enfin je dois citer madame J. Périer, ventouseuse, rue de la Bienfaisance, n. 41. Il y a plusieurs années que M. le docteur Boniface me l'adressa pour la guérir d'une goutte sereine fort grave. Elle me dit un jour que son mari étant malade elle s'était mis elle-même des ventouses au dos, et qu'elle avait ainsi fait disparaître un grand mal de tête. Jugeant de son adresse par ce trait, je lui ai donné les fonctions de ventouseuse ; tous les malades en sont satisfaits et même beaucoup de médecins de renom l'emploient avec une grande confiance.

**FIN.**

# TABLE DES MATIÈRES





Imp. Maulde et Renou, rue Bailleul, 9-11.                    6516

www.ingramcontent.com/pod-product-compliance
Ingram Content Group UK Ltd.
Pitfield, Milton Keynes, MK11 3LW, UK
UKHW020052100726
13658UKWH00004B/1711